DU

TRAITEMENT DE LA BLENNORRHÉE

PAR LES INSUFFLATIONS

DE POUDRES MÉDICAMENTEUSES

(PROCÉDÉ DU DOCTEUR **MALLEZ**)

PAR LE DOCTEUR BOULOUMIÉ

Médecin aide-major au Val-de-Grâce.

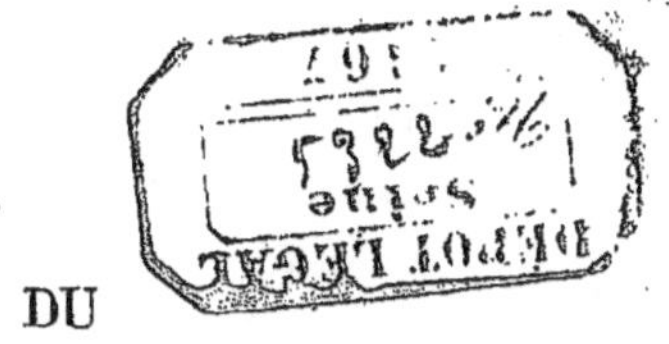

PARIS

LOUIS LECLERC, LIBRAIRE

RUE DE L'ÉCOLE-DE-MÉDECINE, 14

—

1867

Paris.— Imprimerie de Cosse et J. Dumaine, rue Christine, 2.

TRAITEMENT DE LA BLENNORRHÉE

PAR LES INSUFFLATIONS DE POUDRES MÉDICAMENTEUSES

(PROCÉDÉ DU DOCTEUR MALLEZ)

PAR LE DOCTEUR BOULOUMIÉ

Médecin aide-major stagiaire au Val-de-Grâce.

La pathogénie, la symptomatologie, la marche, la durée, l'étiologie, le pronostic de la goutte militaire sont aujourd'hui trop bien connus pour qu'il soit nécessaire d'entrer dans de longs détails à leur sujet. Aussi ne retracerons-nous que ce qu'il y a de plus saillant et n'attirerons-nous l'attention que sur quelques points intéressants et peu connus d'anatomie pathologique et n'insisterons-nous que sur la méthode de traitement et le procédé opératoire après avoir, toutefois, passé rapidement en revue les moyens employés jusqu'à ce jour et les résultats obtenus.

La goutte militaire a été très-bien définie par M. le docteur Montanier : « Un suintement peu abondant d'une matière mucoso-purulente, ténue, ressemblant beaucoup à du petit-lait et dans laquelle le pus est toujours dans une très-faible proportion relativement au mucus qui constitue presque tout l'écoulement. »

Nos recherches personnelles ayant abouti au même résultat que celles de M. Montanier, nous adoptons cette définition.

Nous avons en effet toujours trouvé sous le champ du microscope quelques globules de pus parfaitement circulaires, réguliers, de petit volume, témoignant, comme on sait, d'une affection ancienne et d'une inflammation peu intense, des corpuscules muqueux en grande quantité et des débris épithéliaux pavimenteux. Nous n'y avons pas rencontré les microzoaires que quelques auteurs ont signalés dans le pus de certaines blennorrhagies.

Des cristaux phosphatiques s'y trouvent quelquefois, mais ils

— 4 —

sont toujours en petit nombre. C'est même là ce qui sert à la distinction du mucus vésical très-riche en phosphates et du mucus uréthral.

Le muco-pus blennorrhéique est-il contagieux?

Non, le plus souvent.

Combien ne voit-on pas en effet d'individus atteints de blennorrhée avoir des rapports fréquents avec une femme qui n'en est pas pour cela moins saine.

Mais une question importante de diagnostic se pose ici : A-t-on affaire à une goutte militaire ou à une blennorrhagie chronique?

Si avec Hunter on admet que la différence ne consiste qu'en la virulence de celle-ci, la non-virulence de celle-là et par conséquent la transmissibilité de l'une et la non-transmissibilité de l'autre, on doit se garder d'une erreur qui ferait accorder à l'homme une permission compromettante pour la santé de la femme.

M. Desormeaux dit la blennorrhée contagieuse.

Les exacerbations sont plus marquées dans la blennorrhagie chronique que dans la blennorrhée. Les douleurs apparaissent plus vives pendant la miction, l'écoulement reprend l'aspect qu'il avait au début de la blennorrhagie.

Nous ne croyons pas, à ce propos, qu'un individu atteint d'une gonorrhée dont il ne reste plus que la trace d'une complication, la goutte militaire, ne soit plus susceptible pendant un temps plus ou moins long de contracter une nouvelle blennorrhagie. C'est là cependant l'opinion de quelques syphilographes éminents.

La blennorrhagie n'est positivement qu'une affection purement locale, et la blennorrhée n'est qu'une conséquence ou une complication à marche essentiellement chronique. Le muco-pus d'aucune d'elles ne m'a donné témoignage d'infection locale ou générale, lorsque je l'ai inoculé dans la couche de Malpighi. Plusieurs de mes collègues et moi avons fait sur nous-mêmes des expériences à ce sujet. Nous avons choisi du muco-pus blennorrhagique et blennorrhéïque provenant d'individus non syphilitiques, bien entendu, et nous n'avons pas eu à constater le moindre accident local ou général. Nous n'avons osé répéter nos expériences sur les muqueuses.

Il est d'après cela cependant bien évident pour nous que l'affection étant purement locale il ne peut y avoir immunité temporaire, et que par conséquent, l'économie entière n'étant nullement en jeu, il n'y a plus à compter qu'avec la muqueuse, qui guérie depuis peu, guérie incomplétement le plus souvent, est plus apte que jamais à s'enflammer de nouveau sous l'influence du virus blennorrhagique. C'est là, du reste, ce que prouve l'expérience de tous les jours.

D'après M. Rollet, la blennorrhée bien que distincte de la blennorrhagie, pourrait être comprise dans la classe des blennorrhagies chroniques.

Il est mieux cependant de la distinguer. Si les opinions de Hunter, à ce sujet, sont vraies, la distinction est d'une importance majeure.

Pour M. Rollet, bien des blennorrhées sont dues à l'extension de la blennorrhagie aux folicules glandulaires obliques de l'urèthre. Les complications blennorrhagiques : folliculite, cowpérite, prostatite, orchite, amènent souvent la blennorrhée.

Pour MM. Belhomme et Martin, la blennorrhée comprend l'inflammation des glandes de Cowper et Morgagni. On lit en outre dans leur ouvrage que l'on a cité le fait d'individus atteints de blennorrhées contre lesquelles échouaient tous les modes de traitement et qui se sont guéris subitement par l'apparition d'éruptions herpétiques, de douleurs articulaires et d'hémoptisies.

Si donc, on voulait classer les blennorrhées, on pourrait les ranger sous trois chefs :

<table>
<tr><td>M. Monta-
nier.</td><td>1° Blennorrhée tenant à une faiblesse générale ;
2° Blennorrhée tenant à un état particulier de l'urèthre, qui est ou va devenir un rétrécissement ;
3° Blennorrhée tenant à la diathèse herpétique.</td></tr>
</table>

M. Marchal, de Calvi, dit qu'au début, il n'y a souvent qu'un point de la muqueuse altéré par la blennorrhagie, point qui devenu raboteux s'enflamme de plus en plus par le passage de l'urine et provoque la formation d'un rétrécissement qui, à son tour, devient cause de la durée très-longue, le plus souvent, de la goutte militaire.

M. Allaire divise les altérations anatomo-pathologiques en :

1° Altérations de surface ;

2° Altérations dans l'épaisseur des tissus.

La 1re catégorie comprend : les cicatrices, les valvules, le développement des vaisseaux sur la muqueuse, les carnosités, les ulcérations, les pseudo-membranes.

La 2e comprend : 1° l'infiltration œdémateuse du tissu cellulaire sous-muqueux ; 2° l'état variqueux des vaisseaux et l'inflammation aiguë ou chronique des follicules et des glandes.

M. Desormeaux qui suit jour par jour l'évolution des maladies uréthrales, grâce à l'endoscope, dit, qu'après que le canal a été le siége d'une inflammation généralisée, il se forme en un point, le plus souvent dans la région bulbeuse, des granulations en tout semblables aux granulations conjonctivales ; que ces granulations prennent un aspect muciforme et n'ont pas de tendance à une guérison spontanée. Leur coloration varie du jaune au rouge et au gris.

Les autopsies ont montré que le tissu sous-muqueux est surtout atteint, qu'il est quelquefois infiltré, souvent induré lorsque l'affection est de date ancienne.

On observe parfois, surtout dans les blennorrhagies chroniques, une inflammation des glandes de Littre ou des lacunes muqueuses de Morgagni. Les orifices dilatés de ces glandes donnent à la muqueuse de la région spongieuse un aspect aréolaire signalé par Hunter.

Les symptômes de la goutte militaire se résument en écoulement ou plutôt suintement d'une goutte de muco-pus n'apparaissant le plus souvent que le matin et lorsqu'on comprime le canal depuis son origine jusqu'au gland, et légère ardeur du canal pendant la miction.

Il peut se faire que le suintement soit cependant plus abondant que nous ne le disons là, que la gouttelette de muco-pus se montre lorsqu'un intervalle de plusieurs heures s'est écoulé entre deux mictions; que même il existe un véritable écoulement, mais c'est là l'exception.

Les rétrécissements sont si souvent liés à la blennorrhée ancienne qu'ils peuvent être considérés comme rangés parmi les symptômes de l'affection qui les a produits.

Les valvules, les déviations de la courbure du canal sont dans le même cas. Leur rareté relative leur donne moins d'importance.

La miction est dans la plupart des cas plus fréquente que de coutume et le premier jet est souvent douloureux. On observe quelquefois un véritable tenesme vésical ; mais c'est là l'exception.

Dans l'urine, on voit nager quelques filaments de mucus qui sont quelquefois le seul symptôme apparent de la blennorrhée. Aussi toutes les fois qu'un malade se plaint d'une affection quelconque de l'appareil urinaire, ne doit-on pas négliger l'examen attentif des urines.

Du côté de l'état général on observe peu de retentissement.

Souvent cependant on remarque chez les blennorrhéiques de la tristesse, de la mélancolie, de l'hypochondrie même. On ne saurait trop prendre en considération cette dernière complication qui est loin d'être rare. On ne peut en donner une explication rationnelle, aussi nous bornons-nous à la signaler.

La dyspepsie est fréquente chez les blennorrhéiques.

Les fonctions sexuelles sont rarement influencées. Les érections sont le plus souvent complètes et indolores.

Quelquefois, cependant, elles ont lieu loin de la femme, et elles sont flasques ou molles auprès d'elle.

Chez ces malades, une sensibilité particulière de l'organe génital fait qu'au moindre contact d'une femme, l'éjaculation a lieu, et que le coït ne peut être convenablement accompli.

Chez d'autres, l'hyperesthésie du canal est telle qu'une goutte qui se détache et chemine lentement sur la muqueuse donne lieu à une sensation de brûlure insupportable. La seule préoccupation du malade est alors de comprimer sa verge pour échapper à ce cruel tourment.

L'écoulement augmente quelquefois après un léger excès de coït, et le malade peut faire peser sur la femme la responsabilité d'une affection nouvelle qu'il croit avoir contractée, alors que la cause est dans une ou plusieurs blennorrhagies antérieures.

Le coït avec une femme saine peut faire augmenter l'écoulement.

Le coït avec une femme atteinte de flueurs blanches le fait augmenter dans le plus grand nombre de cas.

Combien grande doit donc être la prudence du médecin dans le cas où un malade se présente avec un écoulement uréthral qu'il croit avoir contracté par le coït avec une femme donnée !

L'honneur d'une jeune mariée, le bonheur d'un ménage sont en ce moment peut-être entre les mains du médecin; aussi le diagnostic a-t-il une grande importance.

Il est le plus souvent facile : les commémoratifs viennent puissamment en aide :

Blennorrhagies antérieures, contusions, abcès aux environs du canal, etc.....

Le cathétérisme est indispensable pour reconnaître le point précis où siége la lésion uréthrale. La bougie franchit un endroit rétréci ou dévié, après quoi elle passe sur un point doué d'une sensibilité spéciale ; le malade éprouve à ce moment une cuisson douloureuse et ne peut le plus souvent se garder d'un petit mouvement que doit suivre, autant que possible, la main qui dirige l'instrument.

On peut confondre la blennorrhée avec la spermatorrhée si, négligeant l'examen microscopique du produit de sécrétion, on

s'en rapporte au dire du malade ; aux érections et aux éjacula-
tions qui se montrent assez souvent dans quelques cas loin de la
femme, à l'accomplissement difficile d'un coït convenable, à l'a-
battement physique et moral.

Dans la prostatorrhée, le toucher rectal, l'examen du liquide
prostatique (épithélium prismatique et sphérique, pas de sperma-
tozoïdes) mettront à l'abri de l'erreur.

On ne peut pas, ce nous semble, confondre la blennorrhée avec
le catarrhe de la vessie. Dans cette dernière affection, les symptômes subjectifs sont à peu près les mêmes, mais l'émission du
muco-pus n'a lieu que pendant la miction.

On observe assez souvent la coexistence des deux maladies ;
l'inflammation de l'urèthre s'est propagée à la vessie, soit par
l'épithélium qui est de même genre, soit par le tissu sous-jacent,
le tissu connectif.

Le mucus vésical est de tous les mucus des organes urinaires
le plus riche en cristaux phosphatiques, reconnaissables à leur
forme prismatique à base triangulaire.

Les symptômes : douleur, ténesme, cuisson pendant la miction, sont communs à la blennorrhagie à son début et à la blennorrhée ; mais la date de l'invasion fera toujours reconnaître
celle de ces deux affections à laquelle on a affaire.

La prostatorrhée pourrait être appelée blennorrhée prostatique ; elle diffère de la blennorrhée par son siége, constamment
le même, par l'intensité de l'écoulement, par la sensation de pe-
santeur au périnée, etc.

La plus grande analogie au point de vue symptomatique existe
cependant entre ces deux maladies, la goutte militaire ayant
souvent pour siége anatomique un point de la muqueuse de la
portion prostatique. La prostatorrhée résulte d'une inflammation chronique peu intense, mais plus étendue, de l'épithélium
glandulaire.

On a distingué une blennorrhée glandulaire siégeant dans les
glandes de Cowper.

M. Gubler, cité par M. Allaire (*de l'Uréthrite chronique et de son
traitement par la dilatation progressive*), rapporte une observation
de cowpérite chronique ayant amené un rétrécissement.

On observe si souvent chez la femme une inflammation chronique des glandes de Bartholin, les analogues des glandes de
Cowper, que nous admettons la possibilité de la propagation
de l'inflammation du canal aux glandes de Cowper. Le diagnostic
ne peut être basé en pareil cas que sur l'examen histologique

du produit de sécrétion ; les épithélium qui sont expulsés avec le mucus sont dans ce cas de forme polyédrique ou cylindrique, suivant leur provenance.

Le revêtement épithélial des lobules est polyédrique, celui des canaux sécréteurs est cylindrique.

L'orchite, le retour de l'affection à l'état aigu ou subaigu, l'adénite, telles sont les complications qui peuvent survenir pendant le cours d'une blennorrhée.

Le rétrécissement est si fréquent à la suite de la blennorrhée, qu'il est une complication à peu près constante de celle-ci dans les cas où elle est consécutive à une blennorrhagie aiguë.

M. Desormeaux nous paraît cependant exagérer le fait, peut-être pour le faire mieux ressortir, quand il dit que la blennorrhagie passant à l'état chronique aboutit enfin au rétrécissement de l'urèthre, qui en est le dernier terme, comme la cicatrice est le dernier terme de l'ulcération ; ce n'est pas la cicatrice de la lésion circonscrite qui amène le rétrécissement, mais c'est l'induration périphérique.

La question de l'étiologie est ici du plus haut intérêt. C'est elle qui, dans la plupart des cas, commande au traitement.

Combien sont rares, en effet, les blennorrhées invétérées dont l'existence n'est pas liée à celle d'un rétrécissement !

On admet généralement, et avec raison, que l'inflammation chronique amène le rétrécissement. Il se passe ici ce qui se passe dans toute inflammation ; il y a apport de matériaux considérables amenés par une prolifération des cellules plasmatiques dans le cas de rétrécissement fibreux, de cellules épithéliales, dans le cas de rétrécissement dû à une hypertrophie ou une hyperplasie de la muqueuse. Cette prolifération débute sous l'influence du virus blennorrhagique.

La lésion résultant de l'inflammation, suit son cours et ne tend pas à la guérison. La marche est analogue à celle d'un ulcère. Voici quelle en est la cause, à notre avis : l'urine contenue dans le canal à la fin de la miction ne peut être expulsée en totalité par un canal qui présente en un point un obstacle au liquide, et qui, en même temps, ne peut en un instant accoler ses surfaces muqueuses immédiatement en arrière comme immédiatement en avant du point induré.

Cette urine devient un corps irritant pour le canal en subissant un commencement de décomposition ; elle devient la cause de la persistance de l'inflammation, et par suite de la prolifération épithéliale, de la suppuration.

1 *

Nombre de blennorrhéiques nous disent que lorsqu'ils croient avoir complétement fini d'uriner, après avoir secoué la verge, ils sentent quelquefois, de quelques minutes à une heure après la miction, une goutte brûlante traverser leur canal, et que cette première goutte est de l'urine et non du mucus. Ce sont là les motifs qui nous font admettre l'explication que nous proposons.

Chez la femme, la goutte militaire n'a été que rarement observée (peut-être est-ce à cause de la difficulté qu'il y a de savoir chez elle si un écoulement vient du vagin, de l'utérus ou de l'urèthre, alors qu'il est peu abondant, qu'on ne peut par conséquent recourir à la réaction chimique, et qu'au microscope les différences sont peu tranchées, du moins pour l'urèthre et le vagin).

M. Langlebert dit néanmoins que l'affection blennorrhagique peut, par contagion, envahir l'urèthre, donner lieu à une uréthrite blennorrhagique, et plus tard à une blennorrhée.

La largeur naturelle du canal, la rareté excessive des rétrécissements sont en rapport avec ce peu de fréquence.

M. Rollet a démontré que beaucoup de rétrécissements siégeant dans des régions où l'urèthre a ses plus grands diamètres (bulbaire et prostatique), pouvaient s'établir, se développer et durer longtemps sans rétrécir assez le canal pour que le jet fût amoindri, effilé, et pouvaient, par conséquent, passer inaperçus. Ils peuvent néanmoins entretenir la blennorrhée.

M. Demarquay a rapporté une observation de goutte militaire liée à une perforation incomplète du méat. Le débridement opéré, la guérison ne se fit pas attendre.

La cause de la blennorrhée est, dans l'immense majorité des cas l'uréthrite aiguë, vénérienne ou traumatique.

L'inflammation chronique d'emblée du canal de l'urèthre est chose très-rare. Swédiaur l'admet cependant et ne la dit pas très-rare. MM. Vidal de Cassis et Cullerier l'ont observée.

Nous avons nous-même observé chez un de nos confrères un écoulement, ou, pour mieux dire, un suintement d'une gouttelette opaline qu'on ne pouvait amener au méat que par une pression continue de la verge, de la racine au gland. Dans ce cas il n'y avait pas eu de blennorrhagie antérieure, pas de syphilis, pas d'écoulement tenant à un vice constitutionnel. Le suintement, qui durait depuis deux ans, a disparu spontanément. Nous avons toujours pensé que nous avions affaire ici à une hypersécrétion glandulaire plutôt qu'à une blennorrhée. Le canal n'est nullement rétréci ou dévié. L'examen histologique nous a montré dans le produit de sécrétion des corpuscules muqueux.

Notre diagnostic n'était basé que sur l'absence de rétrécissement ou de déviation du canal, de maladies vénériennes antérieures et sur le siége de la lésion.

Les excès de coït et de boisson, qui ont une influence très-
marquée sur la marche de l'affection, ne peuvent suffire à la provoquer. L'influence de l'humidité est très-grande. C'est ainsi que
j'ai vu des marins qui en plusieurs années n'ont pu se guérir
d'une blennorrhagie passée à l'état chronique.

Un état cachectique, une circulation capillaire embarrassée,
lente, peut provoquer un écoulement uréthral comme il provoque le coryza chronique, comme il provoque la diarrhée muqueuse, etc.

Ces derniers écoulements sont ceux que l'on observe dans le
jeune âge principalement; la blennorrhée proprement dite est
une maladie de la puberté et de l'âge mûr; maladie constituée
par une ulcération, une lésion de surface du canal dans tous
les cas, entretenue souvent par un rétrécissement.

Les traitements les plus variés ont été essayés contre la goutte
militaire. De ce nombre et de cette variété on peut aisément
conclure que la plupart sont défectueux et insuffisants.

Les balsamiques, associés aux toniques n'ont pu réussir que
dans le cas où une cause de persistance de l'inflammation, un
rétrécissement n'existait pas.

Ils n'ont jamais enlevé l'obstacle, ils n'ont donc pu en détruire
l'écoulement qui en est la conséquence.

Les injections faites suivant le procédé ordinaire n'ont pu
donner de résultats, vu que dans la majorité des cas l'inflammation siége hors de la portée du jet ou qu'elle ne peut être
modifiée par le contact trop peu prolongé de l'agent médica-
menteux.

Le traitement doit varier évidemment avec l'indication cau-
sale. Or, puisque nous avons admis des blennorrhées tenant à
trois causes différentes, nous devons tout d'abord recher-
cher celle du cas observé. C'est dans la connaissance de
cette cause même que nous puiserons l'indication thérapeutique, c'est elle qui nous dictera le choix à faire parmi les nom-
breuses médications qui se présentent pour combattre la maladie. Ce n'est qu'à cette condition que l'on peut compter sur un
succès à peu près certain.

Aussi ne préconisons-nous pas la méthode que nous exposons
comme un véritable spécifique.

Le traitement de Ch. Bell, consistant en vésicatoire au périnée, à la partie interne des cuisses, trouvera une indication précise dans des cas analogues à ceux que citaient MM. Belhomme et Martin, cas dans lesquels l'apparition d'éruptions herpétiques, de douleurs articulaires, a mis fin à l'écoulement blennorrhéique.

Mais ce traitement deviendra inutile s'il est appliqué à un individu atteint de rétrécissement uréthral sans complication du côté de l'état général. Il est en effet très-douloureux, et il sera employé sans succès.

L'état général du malade, les antécédents et l'état du canal mettront sûrement sur la voie.

Les bains sulfureux seront utiles.

Le traitement général par les toniques, les reconstituants, est formellement indiqué dans tous les cas où l'on constate, en même temps qu'un écoulement uréthral chronique, des engorgements ganglionnaires, de la blépharite strumeuse, de la stomatite, du coryza chronique. C'est cette forme surtout qui apparaît spontanément, sans qu'une affection aiguë quelconque des voies urinaires lui ait donné naissance.

Aux cas qui sont liés à l'existence d'une diminution de calibre d'un ou plusieurs points du canal de l'urèthre, on doit réserver le traitement par la dilatation.

Dans ces cas, en effet, les tissus sous-muqueux indurés, infiltrés ou érectiles, ne pourront être ramenés à l'état normal que par une compression lente et graduée qui, sans rappeler l'inflammation, suffira à produire une résorption ou une régression des parties infiltrées ou des tissus de nouvelle formation qui se sont organisés.

La compression amène une diminution dans l'apport du sang, une diminution dans les échanges, par conséquent. Les éléments comprimés, loin de proliférer, se détruisent peu à peu.

La résorption s'opère par un autre mécanisme, la circulation est régularisée par la compression; la congestion passive qui existait auparavant est remplacée par une circulation plus rapide, et en même temps que les tissus ne sont plus alimentés avec autant d'activité, les éléments exsudés rentrent dans le courant circulatoire.

Mais cette compression, qui, au dire des auteurs, serait l'agent thérapeutique exclusif, nous paraît avoir un rôle moins important peut-être que l'activité imprimée aux tissus par le passage ou le séjour d'un corps étranger (bougie ou sonde); c'est ainsi que nous expliquons les phénomènes de résorption dans ces cas-là.

Si en effet vous ne faites que comprimer quelques minutes un tissu fibreux hypertrophié, un tissu spongieux érectile, etc., vous ne pouvez avoir d'autre prétention que celle d'avoir traversé un anneau de caoutchouc qui reviendra immédiatement sur lui-même dès que le dilatateur sera enlevé. Si l'on avait à prouver l'irritation causée par le passage des bougies, on invoquerait la néphrite, la fièvre, l'embarras gastrique, l'augmentation de l'écoulement uréthral qui suivent ou peuvent suivre le cathétérisme.

Quoi qu'il en soit, voici quel est le mode de traitement adopté et suivi par MM. Montanier, Béniqué, Allaire, etc., et la plupart des chirurgiens.

Une, deux ou plusieurs (jusqu'à huit) bougies de calibre variant de 1/2 à 1/6 de millimètre sont introduites successivement en une séance dans l'urèthre.

Le malade est soumis pendant un temps variant en moyenne entre quinze et soixante jours à une séance quotidienne dont la durée est subordonnée à la sensibilité du canal, à l'augmentation de l'écoulement qui, dans de nombreux cas, commande une interruption, à l'état inflammatoire de la vessie, du cordon, des testicules.

La dilatation opérée, on laisse l'écoulement qui a remplacé le suintement se tarir après un temps plus ou moins long. Dans quelques cas, on a recours à des injections astringentes.

M. Montanier conseille de ne pas introduire les bougies jusque dans la vessie, pour éviter la fièvre.

Les inconvénients avoués de cette méthode sont : l'augmentation de l'écoulement pendant le traitement, la persistance de l'écoulement trois, quatre semaines après guérison du rétrécissement.

M. Montanier dit même que quelquefois après l'usage des injections on est obligé de recourir de nouveau à la dilatation, et qu'il a vu des cas incurables. Ces cas ne sont, il est vrai, qu'une malheureuse et rare exception.

Le traitement qu'a proposé M. Mallez nous paraît remplir toutes les indications.

Ses bases sont les suivantes :

Isoler par interposition de poudres la muqueuse ulcérée des surfaces environnantes, la modifier au besoin par des agents actifs, dilater s'il y a lieu le rétrécissement qui complique si souvent la lésion circonscrite de l'urèthre, tout en diminuant l'inflammation et tarissant l'écoulement.

Ce fait étant aujourd'hui bien démontré, à savoir que la lésion circonscrite de l'urèthre est la cause des rétrécissements, si l'on attaque et si l'on guérit la lésion primordiale, on en évite les conséquences. Si l'on a recours aux insufflations quand la période aiguë de la blennorrhagie est passée, on n'a plus ni blennorrhée ni rétrécissement.

Ce qui met ce moyen au-dessus de ceux que l'on a jusqu'ici employés, c'est que l'on porte le médicament isolant ou actif sur le point même où siége la lésion, chose que, de l'aveu des chirurgiens, on ne fait pas par tout autre procédé.

L'opération est très-peu douloureuse. Elle doit autant que possible être pratiquée tous les jours, le malade ayant uriné peu de temps auparavant. La durée du traitement est en moyenne de quinze jours.

L'appareil employé est très-simple, par cela même peu susceptible de se détériorer par l'usage.

Il consiste : 1° en une poire en caoutchouc munie d'un embout métallique. A cet embout est, dans l'appareil de M. Mallez, un pertuis destiné à permettre l'entrée de l'air. Dans l'appareil que j'emploie, ce pertuis a été placé au fond de la poire. J'ai fait faire à l'instrument cette légère modification pour en faciliter le maniement.

2° Une sonde n° 7 ou 8 qui porte un embout en forme de demi-cylindre destiné à contenir la poudre et à être fixé à frottement dans l'embout de la poire.

3° Une sonde molle n° 15, permettant le glissement facile de la première dans son intérieur, et le retour de l'air poussé avec la poudre dans le canal.

La sonde femelle est introduite dans le canal jusqu'au delà de la lésion circonscrite qui est toujours le siége d'une sensibilité spéciale, ou en tout cas jusqu'au fond de la région membraneuse. On fait ensuite pénétrer la petite sonde dans la première ; on charge la cuvette, on adapte la poire, et on exerce sur elle de petites pressions successives tout en retirant peu à peu

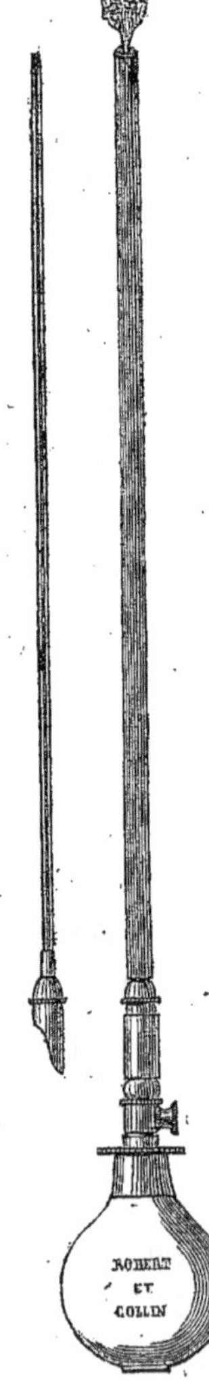

l'instrument et plaçant pendant la compression le pouce sur l'ouverture de la poire.

Si la quantité de poudre contenue dans la cuvette n'est pas suffisante, on recharge une, deux fois l'appareil rapidement et sans difficulté.

Des expériences faites sur le cadavre nous ont montré que toute la muqueuse uréthrale est ainsi revêtue d'une couche pulvérulente qui empêche le contact des points opposés.

Les poudres qui ont été employées ont été composées comme il suit, par M. Koch :

		gr.	c.
1°	Sous-nitrate de bismuth bien desséché et finement pulvérisé.	50	
	Chlorure de chaux.	3	
	Carbonate de soude.	1	50
2°	Charbon desséché et pulvérisé.	30	
	Chlorure de chaux.	3	
	Carbonate de soude.	1	50
3°	Sous-nitrate de bismuth pulvérisé.	50	
	Charbon pulvérisé.	5	
4°	Sous-nitrate de bismuth pulvérisé.	50	
	Acide phénique.	0	50
5°	Sous-nitrate de bismuth pulvérisé.	50	
	Azotate de plomb.	1 à 5	
6°	Sous-nitrate de bismuth pulvérisé.	50	
	Permanganate de potasse.	1	

Dans les trois dernières préparations, l'acide phénique, l'azotate de plomb et le permanganate de potasse ont été dissous dans une quantité d'eau à peine suffisante pour imbiber les 50 grammes de sous-nitrate de bismuth mis dans une soucoupe. Ces soucoupes ont été mises dans une étuve chauffée à une très-douce chaleur jusqu'à entière dessiccation. Le produit ainsi desséché a été finement pulvérisé et passé à travers un tamis très-fin.

Le phosphate de magnésie, que le Dr Calvo a employé avec succès en injections, ne paraît pas avoir plus d'action que les poudres médicamenteuses déjà citées.

Il est facile et souvent utile de varier les doses des substances entrant dans la composition des poudres, suivant l'effet que l'on veut produire.

Quoi qu'il en soit, à moins que l'on ait aussi affaire à des cas exceptionnels, je crois, et c'est la pensée de M. Mallez, que la préférence doit être accordée au sous-nitrate de bismuth associé à un désinfectant.

Il est absorbant, légèrement astringent, et il adhère très-intimement aux muqueuses avec lesquelles il est mis en contact.

Quelques observations prises dans une série déjà très-nombreuse vont montrer les résultats obtenus et ceux que par conséquent le chirurgien est en droit d'attendre de l'emploi de ce traitement.

OBSERVATIONS RECUEILLIES

DANS LE SERVICE DE M. LE PROFESSEUR AGRÉGÉ SPILLMANN.

Hôpital militaire du Val-de-Grâce.

—

OBS. N° 1.

M..., lancier, 34 ans, constitution très-robuste, salle 20, lit 52. Entré le 2 février pour blennorrhagie survenue depuis 23 mois.

Sept blennorrhagies antérieures.

Toutes ont été traitées par le copahu et les injections de toute sorte.

Le 6 avril, jour où nous instituons le traitement, nous constatons ce qui suit :

L'écoulement est réduit à trois ou quatre gouttes dans la journée et une grosse goutte le matin.

Les mictions sont fréquentes, sept ou huit par jour, trois ou quatre pendant la nuit, et douloureuses.

L'érection est également douloureuse.

Pendant la défécation, la racine de la verge est très-sensible.

Le 8, pas de goutte dans le jour, goutte le matin.

Le 9, pas de goutte. Deux ou trois mictions par jour, pas de douleur à la défécation.

Le 10, une goutte limpide très-petite. Plus de douleur pendant la miction et l'érection.

Le 12, plus de goutte.

Le 13, les insufflations sont suspendues.

Le 25, le malade n'a plus vu de goutte et sort guéri.

OBS. N° 2.

D...., ouvrier d'administration, 30 ans. Tempérament sanguin. Entré le 2 février pour une uréthrite datant de quinze jours. Salle 20, lit 7.

Le 9 avril, jour où nous instituons le traitement, le malade se plaint de cuisson pendant la miction, de douleurs à l'érection, de mictions fréquentes.

Le 12, amélioration sensible.

Le 14, pas de goutte limpide le matin.

Le 15, plus de goutte.

Le 16, plus de goutte, suppression des insufflations.

Le malade sort le 20 avril, ne présentant plus ni goutte, ni mictions fréquentes, ni douleur au passage de la bougie.

OBS. N° 3.

C..., cavalier de remonte, entre le 9 fevrier pour uréthrite durant depuis quatre mois. Il est couché au lit n° 43 de la salle 20. Jusqu'au 6 avril, il est traité par les moyens ordinaires : potions de Chopart, injections astringentes. Il n'a pas eu la syphilis et est, pour la première fois, atteint de blennorrhagie.

Le 6, il est soumis, pour la première fois, aux insufflations uréthrales.

Son écoulement n'est plus représenté que par une goutte blanche le matin, un suintement de matière visqueuse qui accole les lèvres du méat dans le jour.

Le malade a trois mictions par nuit.

Une insufflation est faite tous les matins. Tout autre traitement est suspendu.

Le 10 avril. Plus d'humidité pendant le jour, plus de miction pendant la nuit. Persistance de la goutte du matin, qui est plus transparente.

Le malade sort prématurément de l'hôpital.

OBS. N° 4.

S..., sapeur-pompier, 24 ans. Entre le 3 février pour uréthrite, première atteinte ; trois mois d'invasion ; depuis trente jours, blennorrhée.

Au moment où nous commençons le traitement, 7 avril, nous constatons : douleur durant la miction ; envies fréquentes d'uriner, réveillant plusieurs fois le malade la nuit ; pollutions fréquentes.

Goutte le matin, suintement dans la journée.

Le 9, plus de goutte ni de suintement.

Le 12, suintement le matin, plus de miction pendant la nuit.

Le 13, goutte très-petite, limpide.

Le 14, pas de goutte.

Le 15, pas de goutte ; quelques gouttes de sang sont sorties du canal pendant la nuit, l'urine en présente des traces ; un peu d'engorgement douloureux de l'épididyme.

Insufflations supprimées.

Cataplasmes.

Le 16, l'engorgement testiculaire a disparu, il n'y a plus eu d'hématurie ; pas de goutte ni de suintement ; les insufflations ne sont pas reprises.

Le 19, le malade sort guéri.

Obs. n° 5.

P..., sapeur-pompier, 25 ans, entré le 2 février ; malade depuis 12 jours ; salle 20, lit 51.

Première blennorrhagie.

Le 5 avril, première insufflation.

Symptômes : une grosse goutte blanche le matin ; humidité du canal pendant le jour ; érections fréquentes, douloureuses.

Le 8, l'humidité du canal pendant le jour a disparu. Le matin, la goutte est plus petite, plus transparente ; muqueuse.

Jusqu'au 15, mêmes symptômes. Le 15, la douleur pendant l'érection a disparu et il n'y a plus qu'une humidité légère le matin. Les insufflations sont supprimées.

Le 25, le malade sort guéri. L'humidité du canal persiste, mais, au dire du malade, elle existait déjà avant sa blennorrhagie et elle n'a nullement augmenté depuis le jour où le traitement a été cessé.

Obs. n° 6.

Debatz, ouvrier en cadres, 30 ans. Deux blennorrhagies antérieures. Se présente au dispensaire de M. Mallez le 5 septembre 1866 pour une blennorrhée, contre laquelle on a déjà dirigé toutes les injections astringentes aux sels de plomb et de zinc, et les moyens internes habituels, balsamiques, toniques sous toutes les formes. Une bougie n° 18 est introduite et parcourt facilement toute l'étendue de l'urètre en n'éveillant qu'une douleur un peu plus vive à la distance de sept centimètres. Après ce premier examen on procède immédiatement à une première insufflation de sous-nitrate de bismuth. Cette petite opération n'est pas plus douloureuse que le passage de la bougie précédente.

Le vendredi 7 septembre, le malade n'accuse aucun changement ; nouvelle insufflation.

Le lundi 10 septembre, amélioration sensible de l'état du malade.

Le mercredi 12, la goutte existait encore, mais, de jaunâtre qu'elle avait été, elle est opaline et transparente, et le malade n'ayant pas uriné depuis deux heures, on peut prendre, à l'extrémité du méat, une très-petite quantité du liquide blennorhéique, dans lequel l'examen microscopique ne laisse déjà plus voir de globules purulents. Après avoir fait uriner le malade, M. Mallez procède à une insufflation.

Le 14 septembre, l'humidité ést presque insignifiante.

Le 17 septembre, le malade dit n'avoir rien remarqué le matin au lever ; insufflations.

Le 19, le malade se considère comme guéri.

Les insufflations sont néanmoins pratiquées le vendredi 21, le 24, le 26 et le 28 septembre. A cette date, toute trace d'humidité avait complétement disparu.

Vingt-trois jours de traitement, onze insufflations.

Obs. n° 7.

Cadart, employé de commerce, 35 ans, constitution lymphatique.

Deux blennorrhagies antérieures ; la dernière contractée, à Londres, y avait été combattue par des injections astringentes et caustiques diverses et des balsamiques à l'intérieur. Ce traitement, continué pendant 10 mois, avait simplement réduit l'écoulement, l'humidité du canal et la goutte de muco-pus restant abondantes. Le 30 juillet 1866, date à laquelle le malade se présente à la clinique de M. Mallez, le pénis est volumineux et le cathétérisme, pratiqué avec une bougie à boule, indique une légère résistance au passage à la distance de 8 centimètres.

Une première insufflation est pratiquée, ce même jour, avec le sous-nitrate de bismuth, sans augmenter les envies d'uriner.

Le 1er août, deuxième insufflation.

Le 3 août, pas de changement, troisième insufflation.

Le 6 août, quatrième insufflation, les envies d'uriner restant les mêmes, 2 heures de distance à peu près.

Le 8 août, même état, gouttelette de muco-pus et humidité encore très-marquée. M. Mallez substitue au sous-nitrate de bismuth la poudre suivante :

Sous-nitrate de bismuth bien desséché et fi-
nement pulvérisé. . . . . 50 grammes.
Chlorure de chaux. . . . . 3 —
Carbonate de soude. . . . . 1 — 50.

et des insufflations sont faites avec le même médicament les 10,
13, 15, 17 et 20 août, sans amener un changement notable dans la
sécrétion muco-purulente du canal.

A partir de ce jour et les mercredi 22, vendredi 24, lundi 27
et mercredi 29, M. Mallez, au souvenir de la résistance éprouvée
au cathétérisme passe successivement les nᵒˢ 17, 18, 19, 20 et 21
de la filière Charrière. Après cette dilatation, la blennorrhée
ayant un peu augmenté, les insufflations sont reprises avec
le sous-nitrate de bismuth et pratiquées le 3, le 5, le 7, le 10,
le 12 septembre. La gouttelette de muco-pus successivement
réduite n'offre plus de trace de globules purulents à ce moment,
et les dernières insufflations, des 14, 17 19 et 21 septembre,
enlèvent toute humidité au canal et le malade se déclare guéri.

Deux mois de traitement, 19 insufflations, 4 séances de dilatation, ont été nécessaires dans cette observation. Mais elle nous
remet en mémoire les réflexions que M. Mallez fait sur ces cas
rebelles traités à sa clinique.

Les malades n'y sont vus que trois fois la semaine, les
lundis, mercredis et vendredis, et c'est une circonstance défavo-
rable dans un traitement qui exigerait la continuité du moyen,
puisqu'il s'agit de modifier le mode de sécrétion d'une muqueuse
ou d'un point déterminé de sa surface, et qu'il ne faudrait pas
permettre à l'état qu'on veut combattre de se reproduire même
partiellement. La continuité d'action est ici la condition du
succès.

A cela il faut ajouter que ces malades libres sont livrés à
toutes leurs suggestions et aux privations d'une vie souvent
précaire. Bien différents en cela des malades traités à l'hôpital
et chez lesquels le repos, le régime deviennent les puissants
auxiliaires du traitement. Il suffit pour se convaincre de la jus-
tesse de ces remarques, de comparer quelques-unes des observations relevées par nous et celles qu'à dessein nous empruntons
aux cahiers de la clinique de la rue Christine.

OBS. Nᵒ 8.

Poncelet, 26 ans, marchand ambulant, bonne constitution.

Deux blennorrhagies antérieures, la dernière remontant à une
année.

Vu à la clinique le 14 septembre 1866.

Inflammation persistante de l'urèthre, rougeur très-marquée du gland et du méat, prépuce long, induration légère de toute la portion spongieuse du canal.

Mictions douloureuses et fréquentes. L'introduction d'une bougie n° 14 fait éprouver une résistance très-notable dans la plus grande étendue de la portion pénienne, et le malade accuse également une résistance au passage du jet.

M. Mallez prescrit quatre frictions tout le long du canal avec la pommade hydrargyrique double, un bain alcalin et des boissons rafraîchissantes.

Le 17 septembre, une nouvelle bougie est introduite, n° 14, et successivement sans difficulté et sans traces de sang jusqu'au n° 20.

Les envies d'uriner sont beaucoup moins fréquentes.

Le mercredi 19, première insufflation avec le sous-nitrate de bismuth.

Le 21, le malade accuse un mieux; la gouttelette du matin lui a paru diminuée, et l'humidité du canal, une heure après avoir uriné, est peu marquée.

Le 22, les envies d'uriner s'éloignent de plus en plus.

Les 24, 26, 28, nouvelles insufflations.

Le 1er octobre, la sécrétion est manifestement muqueuse.

Les 3 et 5 octobre, insufflations de sous-nitrate de bismuth. Le lundi 8, l'humidité du canal est insignifiante et ne laisse plus de traces sur le linge. On continue néanmoins le même jour, le mercredi 10 et le vendredi 12. Revu une dizaine de jours après, la guérison s'était maintenue.

La précaution prise de combattre d'abord l'inflammation extérieurement est de toute importance, comme aussi celle de pratiquer la dilatation préalable dans le cas où une spongite a transformé l'urètre en un véritable cordon et diminué son calibre des deux tiers dans une portion étendue.

Obs. n° 9.

Aussaudon, artiste peintre, 30 ans.

Trois blennorrhagies antérieures; blennorrhée datant de six mois. Venu à la clinique le 1er octobre. Introduction facile d'une bougie n° 18. Résistance à peine marquée à huit centimètres du méat. Humidité et gouttelette muco-purulente, tachant le linge, envies d'uriner un peu plus fréquentes que d'habitude, dyspepsie par l'usage exagéré des balsamiques.

Première insufflation le 3 octobre ; deuxième le 5 ; troisième le 8 ; quatrième le 10. Amélioration sensible, le linge est à peine marqué; bi-carbonate de soude, un gramme par jour, pour combattre la dyspepsie.

Le 12 octobre, continuation du traitement.

Le 15 octobre, l'humidité seule existe encore ; le malade, qui s'observe bien, affirme n'avoir pas vu de goutte au méat après la nuit.

Les 17, 19, 22 octobre, continuation du traitement; le canal paraît complétement sec, et le 24 le malade nous quitte.

Nous l'avons revu depuis pour d'autres accidents, et la blennorrhée n'avait pas reparu.

Dix insufflations et vingt-deux jours de traitement.

Obs. n° 10.

Claude Pirer, 20 ans, constitution lymphatique. Première blennorrhagie datant du mois de janvier 1866, traitée par les balsamiques à l'intérieur et les injections astringentes.

Ecoulement blennorhéique dès la fin de février. Continuation des balsamiques sans résultat; inappétence ; envies d'uriner peu fréquentes mais impérieuses. Venu le 28 septembre 1866 au dispensaire.

Introduction facile d'une bougie n° 19.

Première insufflation pratiquée ce même jour avec la poudre de sous-nitrate de bismuth imbibée d'eau phéniquée ; sous-carbonate de fer et bi-carbonate de soude contre la dyspepsie.

Continuation du traitement les 1er, 3, 5, 8, 10 et 12 octobre, jour où l'amélioration est sensible.

Insufflations les 15, 17 et 19 octobre ; le linge est à peine taché et les envies d'uriner peuvent être combattues facilement. Le lundi 22, le mercredi 24 et le vendredi 26, insufflations nouvelles toujours avec le sous-nitrate imbibé d'eau phéniquée. Plus de traces d'humidité, envies d'uriner normales.

Il est inutile de faire ici une longue énumération des cas traités par le procédé qui nous occupe, et de reproduire toutes les observations recueillies. Elles se ressemblent toutes, et leur lecture n'offriraient que peu d'intérêt; aussi préférons-nous terminer par quelques réflexions sur les accidents qui peuvent se présenter pendant le cours du traitement, et sur les moyens à employer dans les cas compliqués.

Chez un seul malade sur huit traités au Val-de-Grâce dans une première série d'expériences, nous n'avons obtenu qu'une diminution dans le nombre des mictions, dans la douleur au passage des bougies, dans l'écoulement uréthral; nous n'avons pu arriver à tarir complétement le suintement devenu très-peu abondant, il est vrai. Ce malade est sorti après quelques insufflations, ne présentant plus qu'une goutte très-petite, très-limpide le matin, après avoir présenté deux retours de sa blennorrhagie à l'état subaigu. Il est allé en congé; nous n'avons pas eu de nouvelles de son état depuis son départ.

Les accidents que nous avons vus survenir sont le retour de l'écoulement après cessation prématurée des insufflations. Des malades soumis à une insufflation quotidienne ne nous ont jamais présenté ce symptôme; laissés sans insufflations pendant deux ou trois jours, au début du traitement, ils voyaient l'écoulement augmenter. Contre cet accident, nous dirigeons pendant un jour ou deux des injections de sous-nitrate de bismuth, 3 grammes, et de sulfate de zinc, 0 gr. 50 pour 100, d'eau.

Ce même phénomène se manifeste dans le cas où une poudre mal composée, mal triturée est insufflée. C'est ainsi qu'en notre absence, à l'hôpital militaire du Val-de-Grâce, une poudre composée de 1/3 de charbon et 2/3 de sous-nitrate de bismuth et non tamisée, a ramené l'écoulement chez la plupart de nos malades.

L'usage des bains prolongés est nuisible; il amène le même résultat. C'est ainsi que chez un malade traité en même temps pour blennorrhée et pour syphilides cutanées, la guérison n'a été obtenue qu'à la longue.

Un second accident, qui lui aussi est liée au fait du cathétérisme et non à l'insufflation est l'épididymite; nous en avons relaté un cas dans une de nos observations, c'est le seul que nous ayons observé.

Une difficulté qui se présente souvent, existe dans le passage de la sonde, d'un calibre assez volumineux, dans la partie du canal qui traverse l'aponévrose moyenne du périnée; le bec, s'il n'est un peu effilé, ne peut souvent franchir ce point sans faire éprouver au chirurgien de la résistance, et au malade de la douleur.

Pour obvier à cet inconvénient, il faut prendre une sonde dont le diamètre aille augmentant depuis le bec jusqu'à 0ᵐ,02. La petite sonde qui glisse dans l'intérieur ne doit donc arriver qu'à 0°,01 de l'extrémité de la grosse.

Nous avons souvent dû employer quelques bougies dilatatrices avant de recourir à l'insufflation. C'est là un moyen qu'on ne saurait trop recommander dans les cas où le passage de la sonde est difficile, et qui devient indispensable dans ceux où il y a un rétrécissement. En opérant ainsi, on traite simultanément les deux maladies.

Nous reconnaissons à ce procédé un inconvénient, c'est qu'il ne peut pas, comme les injections, être pratiqué par les mains inexpérimentées des malades, et qu'il nécessite, par conséquent, de ceux-ci des déplacements, des pertes de temps.

Mais quoi qu'il en soit, c'est un moyen qui trouve de fréquentes indications et qui peut rendre de nombreux services.

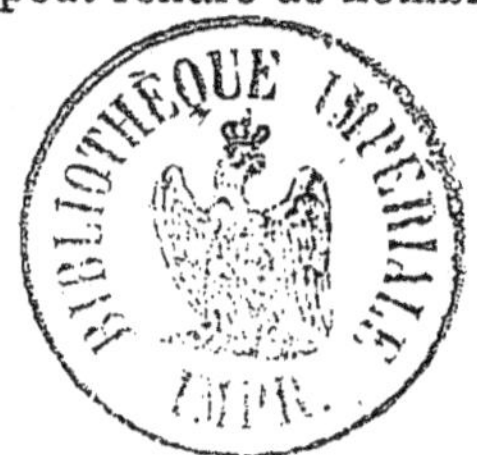